HYGIÈNE DU PREMIER AGE

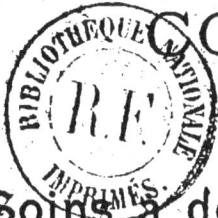

CONSEILS

POUR LES

Soins à donner au nouveau-né

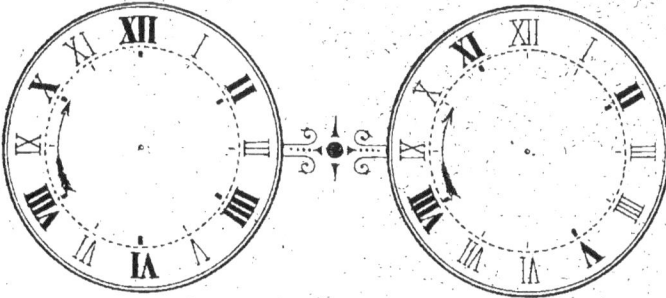

GRENOBLE
IMPRIMERIE ALLIER FRÈRES
26, Cours Saint-André, 26
1902

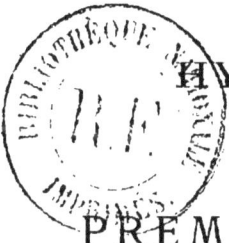

HYGIÈNE

DU

PREMIER AGE

HYGIÈNE DU PREMIER AGE

—✳—

CONSEILS

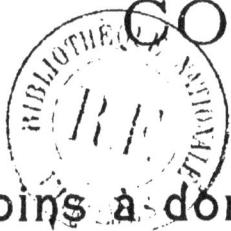

POUR LES

Soins à donner au nouveau-né

—◦◦❁◦◦—

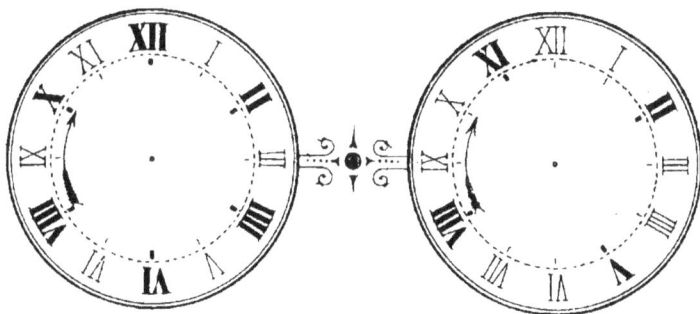

GRENOBLE
IMPRIMERIE ALLIER FRÈRES
26, Cours Saint-André, 26
—
1902

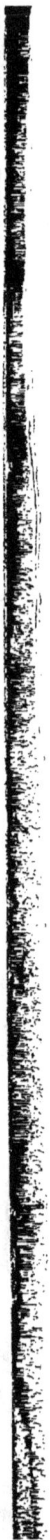

PRINCIPES GÉNÉRAUX

I. — Le nouveau-né ne vaut pas seulement par lui-même. Si l'on considère l'efficacité des soins dont on peut l'entourer, le faible vaut le fort ; une hygiène bien entendue rendra au premier la vigueur qui lui a fait défaut à la naissance, alors que des méthodes erronées pourront arrêter chez le second son heureux développement natif.

Tant valent les soins, tant vaut l'enfant.

II. — Le nouveau-né est une page blanche sur laquelle tout s'inscrit de manière ineffaçable.

Le sens donné au moindre acte de sa vie nouvelle se fait bien vite habitude.

On doit s'appliquer à ne donner au nouveau-né que de bonnes habitudes.

Les bonnes habitudes aussi vite prises que les mauvaises.

OBSERVATIONS GÉNÉRALES

———

a) Les cris du nouveau-né sont un langage qu'il faut comprendre et ne pas interpréter toujours dans le sens d'une manifestation de la douleur.

b) Le nouveau-né se plaît dans la demi-obscurité, le silence, la chaleur.

c) Absorber, éliminer, dormir sont, au début de la vie, des actes essentiels, suffisants, définitifs.

d) Le nouveau-né vient au monde avec un organisme exempt de tout germe morbide ; tous ses maux lui viennent du dehors, et la lutte du mal contre le bien commence à la naissance même.

———

HYGIÈNE JOURNALIÈRE

Hygiène de la peau.

Chaque jour, dès la naissance, l'enfant sera baigné dans de l'eau convenablement chaude (37°).

Le bain.

Au cours du bain sa tête sera savonnée et lavée.

La durée du bain est de quelques minutes.

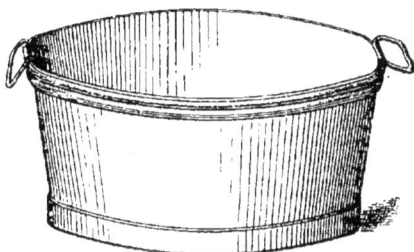

Fig. 1. — La baignoire : Longueur, 0^m65.
          Largeur, 0 45.
          Hauteur, 0 25.

A la sortie de l'eau l'enfant est chaudement, vigoureusement et minutieusement séché (plis des aines, creux des aisselles) et poudré (talc).

Le bain devient pour l'enfant un plaisir et reste au cours de la première enfance un auxiliaire thérapeutique précieux.

Au cours de la journée, l'enfant est lavé à l'eau tiède chaque fois qu'il s'est mouillé ou sali.

Habillement.

Quel que soit le mode d'habillement adopté, — maillot français ou langes anglais, — il doit remplir la condition essentielle de laisser absolument libres au dehors les bras du nouveau-né.

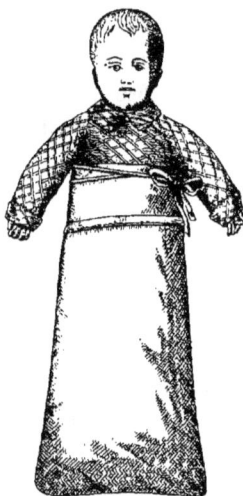

Fig. 2. — Les bras au dehors; pas de bonnet.

La chambre où se trouve l'enfant devant être jour et nuit à une température convenable, on ne doit pas lui mettre de bonnet.

Le lit.

Il ne faut pas bercer le nouveau-né. C'est là une des habitudes les plus déplorables, les plus tyranniques que l'on puisse lui donner ; aussi devrait-on le coucher dans un petit lit élevé suffisamment et fixé sur quatre pieds, et cela dès la première heure, il y grandirait.

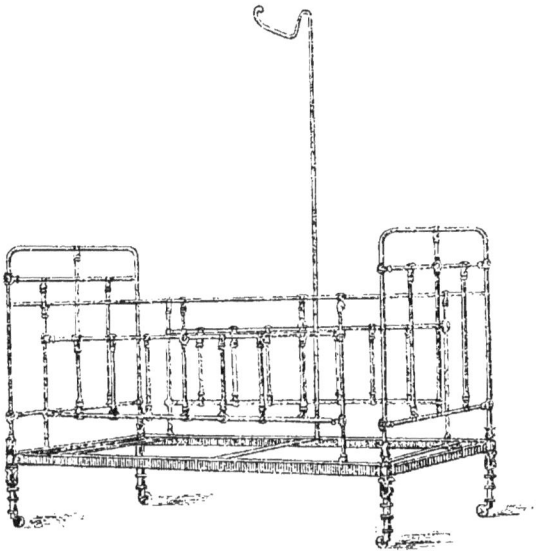

Fig. 3. — Le vrai lit du nouveau-né.

Repos de l'enfant.

En dehors du moment des tetées, ou lorsqu'on le change de linge, on ne doit sous aucun prétexte, en particulier lorsqu'il crie, le prendre, le promener, le secouer sur les bras, lui parler ; certes il deviendrait momentanément tranquille, mais pour recommencer de plus belle sitôt remis dans son lit, et l'on deviendrait vite esclave d'un moment de faiblesse.

Le nouveau-né crie habituellement parce qu'il est mouillé ou sali, parce qu'il a faim et que l'heure de la tetée approche, ou bien sans cause appréciable, par caprice.

Dans les deux premiers cas, il est bientôt calmé, ses cris sont des appels ; dans le dernier, il faut savoir le laisser s'apaiser de lui-même, ce qui se produit toujours quand on a la patience, parfois le courage d'attendre. On n'a jamais lieu de se repentir d'avoir montré de la fermeté en de telles circonstances.

Cris.

Prétendues coliques.

C'est en pareils cas que l'on invoque, bien mal à propos ! de prétendues coliques pour expliquer les cris de l'enfant, comme si la colique intestinale habituelle était un apanage du nouveau-né ! C'est bien assez qu'elle apparaisse au cours de diarrhée ou de trouble gastro-intestinal, elle n'existe pas en état de bonne santé.

Or il n'est pas de croyance plus fâcheuse de par les pratiques dites thérapeutiques (?) qui en découlent.

Remèdes (?) intempestifs.

Il ne faut jamais, sans l'avis seul autorisé du médecin, donner au nouveau-né un médicament quelconque, tel que sirop de fleurs de pêcher, sirop de chicorée, huile de ricin, sirops calmants, etc., etc., que trop souvent on se croit autorisé à administrer, — à tort et à travers, — en se basant sur leur prétendue innocuité, alors qu'au contraire leur action est toujours mauvaise. Ces manières de faire sont des plus pernicieuses et l'ont toujours été.

Pesées du nouveau-né.

La pesée quotidienne du nouveau-né, pendant le premier et même le second mois, de la vie est une pratique excellente et que l'on ne saurait trop recommander.

La balance est pour l'enfant qui vient de naître le vrai baromètre de la santé ; seule elle permet de se rendre compte d'une manière précise, indiscutable, de la valeur de l'alimentation instituée (mère, nourrice ou biberon).

Balance.

On se sert à cet effet d'une balance à plateaux. L'un de ceux-ci est remplacé par une corbeille pèse-bébé, fixée par un lien sur la fourche et dont un lange ou un petit coussin garnit le fond.

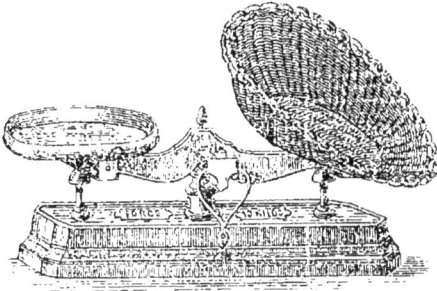

Fig. 4. — Balance pèse-bébé.

La tare, vérifiée chaque jour avec soin, doit être faite de préférence aux poids, à l'aide de sable, de petites pierres, de clous ou de plombs de chasse contenus dans un récipient de petit volume.

L'enfant doit être pesé nu, toujours à la même heure et avant une tetée ; le moment de choix est à la sortie du bain du matin.

Enfant pesé nu.

On inscrit le poids à chaque pesée.

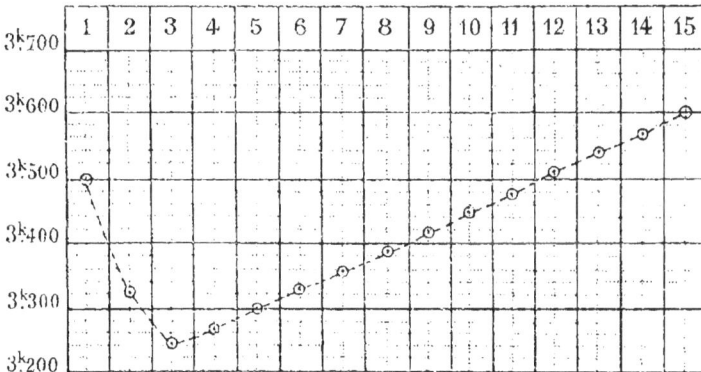

Fig. 5. — Diagramme des pesées.
Chute physiologique des premiers jours.
Reprise normale : 30 gr. par jour.

Les pesées sont peu à peu espacées à partir du deuxième mois, quitte du reste à les reprendre quotidiennes à l'occasion, par exemple lorsque l'on soupçonne le lait de la nourrice de diminuer en quantité ou en valeur nutritive.

Au cours de la seconde année, la pesée devient une satisfaction pour l'entourage de l'enfant, mais cesse d'être une nécessité.

ALIMENTATION DU NOUVEAU-NÉ

Principe.

Le lait doit être la seule boisson et le seul aliment de l'enfant jusqu'à la fin de la première année.

Lait de femme. Le lait qui convient le mieux à l'enfant est le lait de femme ; le meilleur lait de femme est le lait de la mère.

Lait de vache. Après le lait de femme, c'est le lait de vache qui, dans nos pays, est le plus employé et le plus pratique.

On doit toujours chercher, et ceci avec raison, à atténuer les différences qui séparent ces deux laits par l'addition au lait de vache d'un peu d'eau, de lactose et de crème.

Ainsi modifié, le lait de vache devra toujours être préalablement stérilisé, — ce qui est parfait, — ou bouilli, — ce qui est passable.

Son meilleur mode d'administration est à la bouteille (biberon).

Lait stérilisé. Son administration. On ne doit pas ignorer que le lait stérilisé, c'est-à-dire privé de tous germes de maladies ou de putréfaction, et en particulier de ceux qui provoquent la diarrhée du nourrisson, perd cette qualité primordiale s'il n'est pas administré avec les précautions minutieuses dont l'observation constitue la pratique de l'asepsie alimentaire du nouveau-né ;

Et pour cela :

a) Le lait, stérilisé dans des bouteilles contenant la quantité d'une seule tetée, ne doit pas être transvasé.

b) La bouteille de lait stérilisé, constituant de ce fait le biberon, ne doit être débouchée qu'à l'instant même de la tetée.

c) L'intermédiaire entre la bouteille et la bouche de l'enfant est constitué par la tetine, qui doit être un simple capuchon de caoutchouc d'une seule pièce *et sans soupape.* Ce *bout* de caoutchouc est rincé après chaque tetée, retourné et au besoin brossé, puis bouilli dans l'eau pure ; il reste dans le récipient où il a bouilli jusqu'à la tetée suivante.

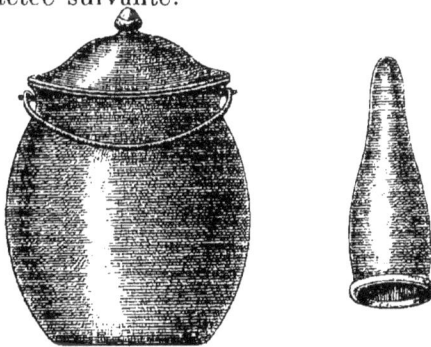

Fig. 6. — Le bout de caoutchouc.
La marmite où il est tenu dans l'eau bouillie
à l'abri de la poussière.

Une petite marmite en métal à couvercle est indispensable à cet effet.

d) Le bout de caoutchouc, plongeant dans l'eau où il a bouilli, y est pris par des *mains propres* au moment même de coiffer la bouteille de lait stérilisé et aussitôt approché de la bouche de l'enfant.

Le sein.

L'asepsie du sein de la mère ou de la nourrice s'obtient (sinon parfaite, tout au moins suffisante) en lavant le mamelon, avant et après chaque tetée, à l'eau boriquée et en y apposant, dans l'intervalle, un petit morceau d'ouate boriquée.

TETÉES

Principe.

Tetées régulières.

La régularité des tetées est la sauvegarde de la santé du nourrisson et la condition essentielle de son développement normal.

Première tetée.

La première tetée ne se fera que 24 heures après la naissance.

Pas d'eau sucrée.

L'usage malheureusement encore trop établi de donner à l'enfant, pendant ses premières heures, un peu d'eau sucrée ou aromatisée à la fleur d'oranger, est non seulement inutile, mais parfaitement nuisible ; il faut s'en abstenir rigoureusement.

Dix tetées par jour.

On doit donner à teter au nouveau-né dix fois par 24 heures, soit toutes les 2 heures pendant le jour et toutes les 3 heures pendant la nuit, — le jour commençant à huit heures du matin et la nuit à huit heures du soir, — selon l'horaire suivant :

CADRAN DES TETÉES

JOUR   NUIT

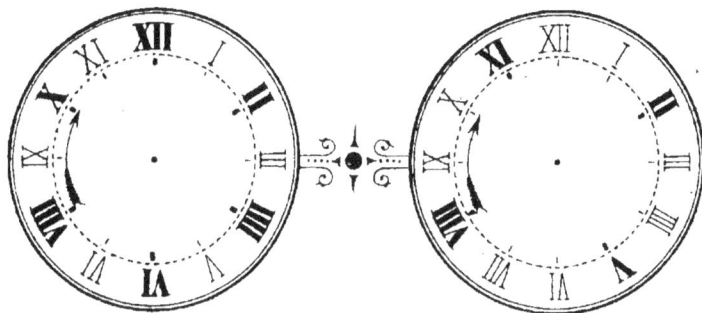

8 heures du matin.	8 heures du soir.
10 — —	11 — —
Midi.	2 heures du matin.
2 heures après-midi.	5 — —
4 — —	
6 — —	8 heures du matin.
	Etc., Etc.

La tetée à l'heure fixée.

Il est loisible de choisir un autre horaire, cela va de soi, car l'intervalle entre les tetées, — indispensable à la complète digestion du lait, — importe seul, mais c'est à l'heure choisie, exacte, sonnante, que l'on doit présenter à l'enfant, soit le sein, soit la bouteille, et cela même s'il dort.

Il faut donc réveiller l'enfant à l'heure de la tetée. La rigueur de cette règle n'est qu'apparente, car au bout de 48 heures, c'est l'enfant bien stylé qui de lui-même se réveille quelques minutes avant l'heure fixée.

Durée de la tetée.

La durée de la tetée ne doit pas dépasser 20 minutes ; si l'enfant rejette un peu du lait qu'il vient de prendre, c'est qu'il en a trop pris ou trop vite, il faut y veiller à la tetée suivante.

Faut–il espacer les tetées au bout de quelques mois
de nourrissage et les donner par exemple de 3 heures en
3 heures pendant le jour ? Nous ne le pensons pas. En
général, l'enfant conserve de lui-même son habitude de
la tetée toutes les 2 heures.

Par contre, une et même deux tetées de nuit peuvent
fort bien être supprimées au bout du deuxième ou troi-
sième mois.

En résumé : jamais plus de dix tetées par 24 heures
et jamais moins de huit.

L'Habitude du Biberon.

Étant donné un enfant élevé aux seins de la mère ou
d'une nourrice, il faut prévoir le cas où le lait pourrait
se tarir, ou devenir momentanément nocif (maladie), et
penser au sevrage.

Aussi est–il indispensable d'habituer l'enfant au biberon, et cela dès les premiers jours, car il le refuserait
dans la suite.

Conséquence : dès le quatrième ou le cinquième jour
après la naissance, donner chaque jour à l'enfant une
bouteille de lait stérilisé et continuer régulièrement
jusqu'à la fin du nourrissage, jusqu'au sevrage.

SEVRAGE

Le sevrage du nouveau-né se dit de l'enfant qui,
ayant été nourri aux seins, cesse de teter le lait de sa
mère ou de sa nourrice.

Le sevrage coïncide avec le commencement d'une alimentation nouvelle ; on confond trop souvent l'une avec

l'autre et bien à tort, car l'enfant sevré du sein ne doit pas l'être du lait ; celui-ci reste et doit rester encore pendant de longs mois son aliment essentiel.

Il est deux sortes de sevrage :

a) Le sevrage brusque, méthode mauvaise et de nécessité ;

b) Le sevrage progressif, méthode bonne et de choix.

Sevrage brusque.

C'est le fait d'un enfant qui n'ayant jamais pris que le sein est privé brusquement de celui-ci, — car il faut bien que cela finisse ! la nourrice part, la mère se lasse, une nouvelle grossesse est survenue ! — n'accepte ni le lait à la bouteille, ni même le lait au verre ou à la cuiller (pis aller !) et passe sans transition à la soupe épaisse et à l'alimentation solide.

La soupe meurtrière.

Les enfants ainsi sevrés seront les arthritiques de l'avenir, trop heureux s'ils ne sont pas dès l'abord les rachitiques du présent !

Sevrage progressif.

Combien différent l'enfant chez lequel ont été entretenus le goût du lait autre que celui de sa nourrice et l'habitude de la bouteille.

Celui-là est amené toujours facilement, quelle que soit l'époque que l'on ait choisie, à voir le biberon remplacer peu à peu la tetée aux seins.

La sécrétion du lait de la nourrice se faisant en sens direct de la fréquence et de la régularité des tetées, plus celles-ci s'espacent, plus celui-ci diminue.

L'enfant perd peu à peu le goût d'un aliment qui semble lui échapper et un jour vient où, à son insu,

Le biberon de lait stérilisé remplace le sein.

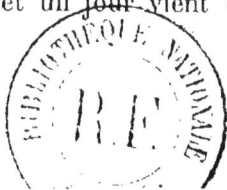

peut-on dire, il en perd le souvenir en même temps que la mère, à son choix, cesse l'allaitement.

Le sevrage du sein est fait, mais l'usage du biberon, qui l'a remplacé tous les jours davantage, laisse heureusement au nourrisson le goût et l'amour du lait.

Ceci est la bonne méthode ; il faut la prévoir et la préparer dès les premiers jours qui suivent la naissance.

RÉGIME ALIMENTAIRE ET RÉGIME DES BOISSONS
DE LA FEMME QUI NOURRIT

Aliments.

La nourrice doit s'alimenter de farineux, de légumes et de pain plus que de viande.

Boissons.

Pas de boissons alcoolisées.

Pas d'alcool.

De même que la femme au cours de sa grossesse doit s'abstenir de toute boisson alcoolisée, car elle imprégnerait d'alcool l'organisme qui se développe en elle, de même la nourrice doit éviter d'une façon absolue l'usage de l'alcool, du vin, de la bière, etc., etc., car l'alcool qu'elle absorbe passe dans le lait qu'elle donne à son nourrisson.

Eau pure et lait seules boissons convenables.

Le sang de la femme enceinte qui boit de l'alcool est un poison pour l'enfant auquel elle va donner le jour.

Le lait de la nourrice qui boit de l'alcool est un poison pour l'enfant qu'elle allaite.

L'eau pure et le lait sont les seules boissons qui, pendant les repas et dans leur intervalle, conviennent à la femme enceinte et à la nourrice.

Étant donné le péril que font courir au nourrisson les habitudes malheureusement trop fréquentes d'alcoolisation des nourrices, on est en droit de dire que le nourrissage mercenaire est, à l'heure actuelle et dans la majorité des cas, inférieur à l'alimentation artificielle raisonnée au lait stérilisé.

Lait stérilisé supérieur au lait de femme alcoolisée.

BREFS CONSEILS SUR LA NOURRITURE
ET LES BOISSONS DE L'ENFANT SEVRÉ

Du lait toujours.
De l'eau pure de plus en plus.
Du vin jamais !
De la viande le plus tard possible.

Grenoble.

Le

Docteur FLANDRIN.

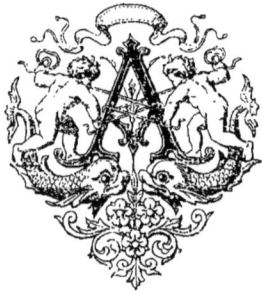

192

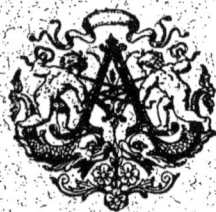